Abnehmen am Bauch

Wie Sie erfolgreich und gesund
am Bauch abnehmen!

von Tiago Weiland

Haftungsausschluss

Die Inhalte und Informationen dieses Buches wurden mit größter Sorgfalt erstellt. Für die Vollständigkeit, Aktualität und Richtigkeit der Inhalte können wir keine Gewähr übernehmen. Hier werden die persönliche Erfahrung und Meinung des Autors wiedergegeben. Der Autor kann in dem Fall keine juristische Verantwortung für entstandene Schäden, die durch fehlerhafte Anwendung oder Ausübung durch den Leser entstehen, übernehmen. Der Erfolg des Lesers hängt von persönlicher Motivation und Ehrgeiz ab. Der Autor kann somit keine Garantie für den Erfolg geben Dieses Buch ist lediglich eine Anleitung mit möglichen Strategien für den Erfolg.

Für die Inhalte von den in diesem Buch angegebenen Links, sind ausschließlich die Betreiber der jeweiligen Websites verantwortlich. Der Autor hat keinen Einfluss auf Gestaltung und Inhalte fremder Websites. Verlag und Autor distanzieren sich daher von allen fremden Inhalten. Zum Zeitpunkt der Verwendung waren keinerlei illegalen Inhalte auf den Webseiten vorhanden. Bei bekannt werden von Rechtsverletzungen werden wir uns umgehend von diesen Websites distanzieren und angegebene Links löschen.

Inhalt

Einleitung

Für viele Menschen ist ein flacher, knackiger Waschbrettbauch Wunschdenken. Mit zu viel Fett am Bauch plagen sich nämlich ziemlich viele Menschen herum – schätzungsweise jeder zweite hätte gerne einen kleineren Bauchumfang.

Ob es sich dabei um einen klassischen Bierbauch handelt oder eher um ein kleines Bäuchlein, spielt keine Rolle – wer sich regelmäßig über seinen Bauch ärgert, möchte vor allem eins: ihn so schnell wie möglich loswerden. Fett am Bauch ist alles andere als ästhetisch, es wölbt sich über die Hose, zeichnet sich unter T-Shirts und Blusen ab – von der Bikini-Saison mal ganz zu schweigen.

Wer schon einmal versucht hat, am Bauch Fett zu verlieren, kann wahrscheinlich ein Lied davon singen: es ist ganz schön schwierig. Und leider nimmt man häufig an einer ganz anderen Stelle ab als gewünscht. Warum ist das so? Gibt es vielleicht dennoch ein paar Möglichkeiten, wie man das Traumziel flacher Bauch endlich dauerhaft verwirklichen könnte?

Ein Patentrezept gibt es sicherlich nicht. Aber ein paar wichtige Tipps, die tatsächlich zum Erfolg führen, vorausgesetzt, man ist wirklich konsequent bei der Durchführung – die gibt es sehr wohl!

Wenn der Wille wirklich vorhanden ist, braucht man nur noch den Entschluss: Von jetzt an wird dem Fett am Bauch der Garaus gemacht. In den nachfolgenden Kapiteln wird ausführlich erläutert, worauf man beim Abnehmen am Bauch unbedingt achten und welche Fehler man besser vermeiden sollte.

Was gibt es für Gründe, am Bauch abzunehmen?

Ganz oben steht der Wunsch, am Bauch abzunehmen, bei den meisten vor allem aus optischen und ästhetischen Gründen. Denn ein flacher, knackiger Bauch sieht nun mal einfach ansprechender aus, als ein Bauch, der sich deutlich über den Hosenbund vorwölbt. Außerdem schränkt einen ein ausgeprägter Bauch leider auch oft bei der Kleiderauswahl ein.

■ **Schönheitsideal flacher Bauch**
Das gängige Schönheitsideal sieht eben leider keinen schwabbeligen, dicken Bauch vor, sondern im Gegenteil vielmehr einen Waschbrettbauch, flach und am besten mit einem gut trainiertem darunter liegendem Sixpack. Wer einen flachen Bauch hat, hat zudem fast immer auch eine schlanke Taille.

Es gibt sogar Studien, die belegen, dass genau dies bei der Partnersuche auf das andere Geschlecht ausgesprochen anziehend wirkt, was man von Bauchfett hingegen nicht behaupten kann. Generell ist es sogar so, dass ein schlanker Bauch, eine schlanke Taille und ein knackiger Po für Gesundheit, Lebensfreude und auch für Fruchtbarkeit stehen. Insofern also nicht verwunderlich, dass sich diese Aspekte positiv bei der Partnerwahl auswirken.

■ **Die Gesundheit – das höchste Gut!**
Aber mal ganz abgesehen von der Ästhetik, denn darüber lässt es sich ja bekanntlich ohnehin streiten, gibt es durchaus auch noch einige andere triftige Gründe, warum es sich

lohnt, am Bauch abzunehmen. Das mindestens genauso gewichtige Argument ist nämlich die Gesundheit.

Mittlerweile ist hinlänglich bekannt, dass Menschen mit einem flachen Bauch länger leben und dass sowohl eine schmale Taille sowie ein flacher Bauch einer der wirksamsten Mittel überhaupt sind zur Vorbeugung gegen zahlreiche Krankheiten wie Herzinfarkt, Bluthochdruck, Arteriosklerose, Krebs, Schlaganfall und viele andere mehr.

Wem also sein Aussehen herzlich egal ist – das ist natürlich Ansichtssache und vollkommen in Ordnung, die eigene Gesundheit jedoch sollte man wenn möglich nicht so leichtfertig aufs Spiel setzen.

■ *Warum ist Bauchfett gefährlich?*
Das hat mehrere Gründe. Zum einen werden von Bauchfett schädliche Fettsäuren gebildet, die für eine Erhöhung des Cholesterinspiegels verantwortlich sind. Außerdem beeinflusst es das Gewicht zwischen „gutem" und „schlechtem" Cholesterin leider ebenfalls negativ. Zudem ist Bauchfett dafür verantwortlich, dass der Stoffwechsel mit entzündungsfördernden Signalstoffen überschwemmt und das Diabetesrisiko deutlich erhöht wird. Last but not least werden durch das Bauchfett Hormone gebildet, die dem Körper erneut Hunger signalisieren, bevor Essen überhaupt notwendig wäre.

Man geht mittlerweile sogar davon aus, dass es aus gesundheitlicher Sicht beginnt kritisch zu werden, wenn man als Mann einen Bauchumfang von 92 cm und als Frau 80 cm und mehr aufweist. Ehrlich gesagt ist das nicht wirklich viel – bei sehr vielen Menschen mit Bauch dürfte der Wert nämlich deutlich darüber liegen! Alles in allem ist die Sache also klar: wer gesund bleiben möchte, sollte schleunigst versuchen, sein

Bauchfett dauerhaft loszuwerden.

Und mal ganz abgesehen vom gesundheitlichen oder optischen Aspekt: Wer einen fachen Bauch hat, wird sich definitiv deutlich wohler fühlen als je zuvor. Es fühlt sich einfach gut an, wenn man weiß, dass in der Körpermitte kein unnötiges Fettpolster existiert, sondern stattdessen straffe Haut und trainierte Muskeln – und das wiederum hebt das Selbstwertgefühl immens!

Wo und wie misst man den Bauchumfang richtig?

Der Bauchumfang wird genau dort gemessen, wo sich normalerweise der Gürtel befindet. Dass während des Messens Luft anhalten oder Bauch einziehen nicht gestattet ist, versteht sich von selbst. Das Maßband sollte straff anliegen, aber eventuelle Fettpölsterchen auch wiederum nicht einquetschen.

Zudem sollte man, wenn man den Bauchumfang ermitteln möchte, darauf achten, dass man nicht nur immer an genau derselben Stelle misst, sondern auch zu den gleichen Bedingungen. Sprich: idealerweise vor dem Essen und morgens. Bei Frauen kann sich der Bauchumfang übrigens während der Menstruation ändern.

Kann man gezielt an einer bestimmten Stelle abnehmen?

Viele Menschen würden am allerliebsten tatsächlich ausschließlich am Bauch abnehmen, weil möglicherweise der Busen oder die anderen Körperteile eigentlich ganz gut aussehen, so wie sie sind. Aber: ist das möglich? Ein gezieltes Abnehmen ausschließlich am Bauch? Ja und nein.

Wer eine Diät macht, wird mit sehr hoher Wahrscheinlichkeit überall am Körper Fett verlieren und eben nicht nur gezielt am Bauch. Aber natürlich ist umgekehrt auch der Bauch vom Fettabbau nicht ausgenommen. Auch wenn viele Menschen immer wieder behaupten, sie würden wirklich überall abnehmen, nur am Bauch „geht gar nichts" – das kann man so nicht stehen lassen. Bei einem ausreichenden Fettabbau wird es irgendwann immer auch dem Bauch an den Kragen gehen. Zugleich schrumpfen aber logischerweise auch andere Depots. Um das Abnehmen gezielt am Bauch zu unterstützen, ist es daher immer wichtig, dies mit speziellen Bauchmuskel-Trainingsübungen zu begleiten. An Körperstellen, an denen sich viele Muskeln befinden, setzt sich schwerer das Fett ab.

Mal ganz davon abgesehen ist es aber auch ein Stück weit genetisch bestimmt, ob man nun eher am Bauch oder an den Hüften zu- oder abnimmt. Dennoch: Jeder, wirklich ausnahmslos jeder, kann auch am Bauch Fett verlieren, wichtig ist nur, dass man mit der richtigen Methode an die Sache herangeht.

Die Apfel- und Birnenform

Warum nur setzt das Essen bei manchen Menschen auffallend schnell am Bauch, bei anderen wiederum deutlich eher an der Hüfte und am Po an? Während die einen, einen superflachen Bauch haben, dafür aber ausladende Hüften, haben die anderen wiederum schmale Hüften und ein kugelrundes Bäuchlein. Ganz einfach: Auch diese Sache ist genetisch vorbestimmt.

Man spricht dabei nämlich vom der so genannten Apfel- und Birnenform. Wie der Name es schon erahnen lässt, haben Menschen mit birnenförmiger Figur eher breite Hüften und Oberschenkel, während Menschen des Apfeltyps eher zu Bauchfett neigen. Der Birnentyp entspricht eher der klassisch weiblichen Form mit breiteren, ausladenden Hüften und schmalen Schultern.

Generell kann man deswegen auch feststellen, dass Männer in der Regel dem Apfeltyp angehören, Frauen hingegen häufiger eine birnenförmige Figur haben – Ausnahmen bestätigen allerdings auch hierbei die Regel.

Welche der beiden Formen nun angenehmer oder auch ästhetischer sein mag, darüber lässt es sich streiten. Fakt ist, dass der Birnentyp aus gesundheitlicher Sicht die eher ungefährliche Form ist, da ja wie bereits oben erklärt sich das Fett an unkritischen Stellen wie Po und Oberschenkeln festsetzt.

Beim Apfeltyp hingegen befindet sich das Fett am Bauch und somit umlagert es auch die inneren Organe – dies erhöht das Herz-Kreislauf- und auch das Diabetesrisiko immens.

Warum es am einfachsten ist am Bauch abzunehmen

Es wird sogar vermutet, dass es sich insgesamt am Bauch einfacher abnehmen lässt als an anderen Körperstellen – das ist doch schon mal eine gute Nachricht! Es könnte daran liegen, dass das innere Bauchfett eine Art Kurzzeitspeicher darstellt und somit als allererstes abgebaut wird, wenn weniger Energie, also Kalorien, zugeführt werden.

Muss ich nach dem Abnehmen neue Kleidung kaufen?

Viele Menschen haben Angst davor, dass sie nach erfolgreichem Abnehmen am Bauch neue Klamotten kaufen müssen. Um ehrlich zu sein: Wenn es nicht so wäre, dann hätte das Projekt wohl auch nicht funktioniert. Also: Ganz klar, dass man, wenn man den lästigen Bauch endlich losgeworden ist, neue Kleidungsstücke einkaufen muss. Aber das ist gut so! Denn es ergibt sich schließlich auch ein ganz neues Lebensgefühl, wenn man endlich 2 oder 3 Kleidergrößen kleiner benötigt als zuvor. In dem Fall wird sich wohl jeder gerne von seinen alten, zu groß gewordenen Kleidungsstücken verabschieden.

Der Einkauf neuer Kleidung ist in dem Falle wohl auch das vergleichsweise geringste Problem, wenn man bedenkt, welche gesundheitlich negativen Auswirkungen ein Bauch haben kann. Außerdem kann man das Geld, welches man beim Einkauf der neuen Klamotten ausgibt prima an anderer Stelle wieder einsparen: nämlich bei Medikamenten! Aber darauf kommen wir im nächsten Kapitel noch mal ausführlich zu sprechen.

Gibt es eine spezielle Diät, die das Bauchfett schmelzen lässt?

Leider gibt es diese nicht wirklich. Klar, wer eine Diät macht, wird vielleicht einen Erfolg verbuchen können insofern, dass der gesamte Körper an Fett verliert und dadurch der Bauch kleiner wird.

Letzten Endes ziehen aber die meisten Diäten, wenn sie erstmals mehr oder weniger erfolgreich abgeschlossen wurde, den Jo-Jo Effekt nach sich. Sobald man nämlich wieder anfängt zu essen wie zu Zeiten vor der Diät, wird das Gewicht und somit auch das Fett unweigerlich zurückkehren – der Jo-Jo Effekt! Manchmal wird es dadurch sogar nur noch schlimmer, weil der Körper denkt, dass er von jetzt an für bevorstehende Notzeiten noch mehr Fett anlegen muss. Dabei wird dann jede Kalorie, die man aufnimmt, unmittelbar in Fett umgewandelt. Also im Endeffekt leider so gar nicht das, was man sich vorstellt, wenn man eine Diät gerade abgeschlossen hat.

Auf die Dauer hilft also leider nur eins, wenn man sein Bauchfett dauerhaft verlieren will: eine Ernährungsumstellung in Kombination mit viel Bewegung!

Empfehlen kann ich an dieser Stelle die Ernährungsformen des Flexible Dieting´s und des Intermittierenden Fasten, zu denen ich bereits auch schon Bücher geschrieben habe.

Beginnen wir einmal mit dem wichtigsten Punkt, nämlich der Ernährung.

Abnehmen durch geringere Kalorienaufnahme

Bevor die Ernährung langfristig umgestellt wird, ist es natürlich wichtig, überhaupt an Gewicht zu verlieren. Möglich ist dies mit einer Diät bzw. alles sollte vom Speiseplan gestrichen werden, was Fett am Bauch begünstigt bzw. was das Fett daran hindert, ein für alle Mal zu verschwinden.

In der Zeit des Abnehmens gilt eigentlich eine ganz simple Regel: Gewicht verliert man genau dann, wenn man über einen gewissen Zeitraum weniger Kalorien zu sich nimmt, als man verbrennt. Diese Rechnung ist wirklich absolut einfach und vor allem: sie leuchtet ein. Wer am Tag 2000 Kalorien verbrennt und nur 1500 zu sich nimmt, wird verständlicherweise langfristig an Gewicht verlieren.

Wer hingegen 2000 verbrennt und täglich 2500 Kalorien konsumiert, wird an Gewicht zunehmen.

Das bedeutet im Klartext, dass es wichtig ist:

1. *Den Kalorienverbrauch zu senken*
2. *Den Energieverbrauch zu steigern*

Und, ganz wichtig: Am sinnvollsten ist eine Kombination aus beidem! Sprich, weniger Kalorien essen und mehr Kalorien verbrauchen, so lautet die Devise.

Ideal ist es übrigens, wenn die Differenz zwischen 300 bis 500 Kalorien liegt, nicht darüber, da der Körper ansonsten wiederum das Signal „Hunger" bekommt (siehe auch Jo-Jo Effekt).

Wichtig ist aber ebenfalls nicht nur die Menge der Kalorien, sondern auch, wie sich diese Kalorien zusammensetzen. Klingt irgendwie logisch, denn den Tagskalorienbedarf mit 2 Portionen Pommes und ein paar Gummibärchen zu decken, ist weniger sinnvoll als mit viel Obst und Gemüse.

Als Faustregel gilt übrigens: Große Menschen verbrauchen mehr Kalorien als kleine und auch die körperliche Tätigkeit, die man tagsüber verrichtet, spielt dabei eine wichtige Rolle. Wer den ganzen Tag nur auf dem Bürostuhl sitzt, verbraucht weniger Kalorien als jemand, der körperlich arbeitet.

Im Internet sind viele Kostenlose Kalorienrechner zu finden mit denen man seinen persönlichen Kalorienverbrauch ziemlich genau ermitteln kann. Dazu einfach nach Kalorienrechner googeln, seine Daten eingeben und man hat innerhalb von ein paar Sekunden ein Ergebnis.

Abnehmen bzw. Gewicht halten durch die richtige Ernährung

Der wichtigste Bestandteil einer jeden Diät ist die Ernährung – eigentlich logisch und dennoch ist dieser Teil nicht nur der wichtigste, sondern leider auch der schwierigste. Kein Wunder, wenn man sich mal vor Augen hält, was die meisten Menschen den ganzen Tag über so zu sich nehmen: Zucker, Fertigprodukte, Weißmehl, Nudeln, Knabbereien, fettiges wie Wurst, Käse, Butter...

Es hilft leider alles nichts: Genau hier ist der Hebel, bei dem man ansetzen muss, wenn man dauerhaft den Bauch loswerden und abspecken will. Dabei gibt es mehrere Regeln, die zu berücksichtigen sind:

- **Das Trinken**
  Absolut nicht zu unterschätzen, denn viel zu oft nehmen wir einen Großteil an unnützen Kalorien durch Trinken zu uns. Deswegen ist es empfehlenswert, über das Trinken möglichst wenige bis gar keine Kalorien zu sich zu nehmen. Sprich: statt Limonade oder Fruchtsaftschorle lieber Wasser, Sprudel oder Tee trinken. Der kann nämlich auch ganz ohne Zucker gut schmecken! Egal ob warm oder kalt. Man muss sich einfach ein bisschen durchprobieren, bis man eine Teesorte gefunden hat, die tatsächlich auch ohne Zucker gut schmeckt: Pfefferminztee beispielsweise schmeckt im Sommer mit etwas Zitronensaft auch ganz ohne Zuckerzusatz gut.

Dass Bier und Alkohol ebenfalls tabu sein sollten – vor allem in der Zeit, in der man abnehmen will - ist sicher nichts Neues.

Wem pures Wasser zu fade schmeckt: Eine tolle Möglichkeit ist infused Water. Hierbei werden klein geschnittene

Früchte wie Zitronen, Limetten, Orangen oder Äpfel, gern auch zur Abwechslung mal Gurken in eine Karaffe gegeben und mit Trinkwasser aufgefüllt. Schon schmeckt das Wasser überhaupt nicht mehr fad! Und Kaffee geht übrigens genauso gut ohne Zucker: alles reine Gewohnheitssache. Am besten hilft hier das schrittweise Entwöhnen.

- ### *Zucker*
Dass Zucker Gift ist für die Figur, ist keine Neuigkeit. Dennoch essen wir alle deutlich mehr Zucker als gut für uns wäre. Und Zucker ist leider nicht nur schlecht für die Figur, sondern auch für viele Krankheiten verantwortlich. Also: Am besten ab sofort drastisch die Zuckerbremse ziehen! Es gibt zwar einige wenige gute Alternativen für Zucker (z.B. Stevia, Kokosblütenzucker, Birkenzucker, Reissirup, Apfelsüße), allerdings sind diese recht hochpreisig. Am besten also, man versucht ganz vom Süßen wegzukommen. Das hört sich tatsächlich fast unmöglich an, geht aber.

Wer viel Heißhunger auf süßes hat, kann es alternativ auch mal versuchen mit getrockneten Früchten wie Datteln, Mango oder Ananas. Gerade Datteln sind ausgesprochen süß, dabei aber auch noch gesund. Dass man sie nicht in Unmengen essen sollte, versteht sich von selbst.

Generell sollte alles, was zusätzlich Zucker enthält, gemieden werden (Getränke, Fertiggerichte etc.). Auch Smoothies sind eine prima Möglichkeit, etwas Süßes zu sich zunehmen (wenn sie z.B. Datteln oder Bananen enthalten), was dennoch gesund ist.

■ *Die richtigen Kohlenhydrate*

Generell sollte man Kohlenhydrate nicht verteufeln, denn aus ihnen beziehen wir schließlich unsere Energie für den Tag. Allerdings muss man unterscheiden zwischen wertvollen, also guten und weniger wertvollen, also schlechten Kohlenhydraten. Die Guten sind gesund und machen lange satt. Dazu gehören Vollkornprodukte, Hülsenfrüchte wie Linsen, Vollkornreis und Kartoffeln sowie Süßkartoffeln. Die schlechten hingegen sind Zucker, alles aus hellem Mehl (auch normale Nudeln), heller Reis etc.

Wer darauf achtet, möglichst ausschließlich hochwertige Kohlenhydrate zu sich zu nehmen und dies dann nicht schwerpunktmäßig am Abend, sondern eher mittags, hat eigentlich schon die halbe Miete.

■ *Fette*

Fett macht fett – ist es wirklich so einfach? Ja und nein. Natürlich macht Fett, wenn es im Übermaß konsumiert wird, dick. Aber es gibt auch hier Unterschiede. Gute Fette sind nämlich für den menschlichen Körper ausgesprochen wichtig. Aber das sind leider die wenigsten Fette von denen, die wir täglich zu uns nehmen. Tierische Fette zum Beispiel sind ungesättigt und somit leider überhaupt nicht gesund. Zeit also, sich endgültig von fettigem Fleisch, Wurst und Käse sowie Butter und Sahne zu verabschieden. Das einzige tierische Fett, welches wertvoll ist, ist Omega 3, und dies steckt leider nur in wenigen Fischen wie Hering oder Lachs. Wichtige und gute Fette hingegen sind die aus Pflanzen – zumindest so lange sie nicht gehärtet sind – also Olivenöl, Rapsöl, Kokosöl, Sonnenblumenöl, Leinsamenöl, Hanföl, Avocados etc. Aber auch hier gilt: weniger ist mehr. Wer abnehmen und das Gewicht halten will, sollte generell sparsam mit Fett umgehen.

Fakt ist: die Butterstulle am Abend mit Wurst oder Käse belegt ist, wenn man abnehmen will, eine denkbar schlechte Idee. Hier könnte man alternativ auf fettarme Varianten umsteigen. Aber auch hierbei ist Vorsicht geboten: Nicht immer wenn „light" draufsteht ist das Lebensmittel tatsächlich kalorienarm. Produkte verkaufen sich zwar besser, wenn sie mit „light" gekennzeichnet werden, dennoch befinden sich darin oft immer noch viel zu viele Kalorien.

Fette sparen kann man auf jeden Fall prima, indem man dünstet oder dämpft anstatt anbrät. Fettige Soßen ersetzt man am besten durch Tomaten- oder andere Gemüsesoßen. In Kantinen lauern in Suppen und Soßen oft reine Fettfallen.

- ### Obst und Gemüse
Wer abnimmt, darf, das ist die gute Nachricht, geradezu Unmengen an Gemüse verzehren! Denn fast alle Gemüsesorten haben ausgesprochen wenige Kalorien. Mit Obst sieht es ein bisschen anders aus. Obst ist zwar ebenfalls erlaubt, die Menge an Gemüse sollte aber größer sein als die verzehrte Obstmenge.

- ### Fleisch und Wurst
Wie bereits beim Punkt Fett erwähnt, ist der hohe Fleisch- und Wurstkonsum oftmals eine der Ursachen für einen zu dicken Bauch. Es gibt zwar auch magere Fleischsorten wie z. B. Pute, dennoch essen die meisten Menschen viel zu viel (fettiges) Fleisch und vor allem Wurst. Wurst enthält nicht nur Fett, sondern auch Salz und oft sogar Zucker. Also - auch wenn es schwerfällt: einmal pro Woche Fleisch (und Wurst!) sollte eigentlich ausreichen. Wenn man das Fleisch durch Gemüse oder Hülsenfrüchte ersetzt, hat man eine ganze Menge an Kalorien gespart.

- *Milchprodukte*

Dass in Käse riesige Mengen an Fett stecken, ist eine gerne verdrängte Tatsache. Daher sollte, wenn schon Käse gegessen wird, auf fettarme Sorten zurückgegriffen werden. Butter aufs Brot muss nicht sein, stattdessen geht vielleicht auch Quark. Oder man weicht auf einen leckeren, fettarmen Gemüseaufstrich aus dem Glas aus. Durch den Konsum von fettarmem Joghurt, Quark und Milch lassen sich ebenfalls Kalorien sparen.

- *Eiweiß*

Weniger Wurst, Käse und fettes Fleisch - der Mensch braucht doch aber Eiweiß für den Muskelaufbau? Das stimmt einerseits, dennoch nehmen erfahrungsgemäß die meisten Menschen viel zu viel (tierisches) Eiweiß zu sich. Denn was viele nicht wissen: Auch in pflanzlichen Produkten stecken ausreichend Eiweiße, nur dass diese im Unterschied zu tierischen Produkten eben häufig viel weniger Kalorien haben und zugleich auch noch gesünder sind. Alle Hülsenfrüchte, Nüsse, das Pseudogetreide Quinoa, Hafer und sogar Brokkoli enthalten Eisen. Tofu könnte ebenfalls Bestandteil des Abendessens sein - kalorienarm, proteinreich und z. B. als Räuchervariante knusprig angebraten sogar richtig lecker.

Wie ist das eigentlich mit dem Jo-Jo Effekt?

Wie bereits in einem vorherigen Kapitel kurz angesprochen, entsteht nach den meisten Diäten – leider - der so genannte Jo-Jo Effekt. Was aber genau hat es damit auf sich und wie kann man diesen zuverlässig verhindern?

Während einer Diät passiert im Körper Folgendes: er schaltet auf Hungermodus um und versucht daher, mit weniger Essen auszukommen. Irgendwann mal jedoch ist die Diät vorbei, was bedeutet, dass man normalerweise wieder so isst wie gewohnt oder aber zumindest wieder deutlich mehr. Das heißt für den Körper, dass die schlechten Zeiten vorbei sind und er beeilt sich, das vorherige Gewicht wieder zu erreichen, sprich, er verwandelt möglichst viel der zugeführten Energie gleich direkt in Fett um.

Genauer betrachtet stammt der Jo-Jo Effekt sogar aus der Steinzeit. Denn damals war es der menschliche Körper schlichtweg gewöhnt, mit wenig Nahrung auszukommen. Gab es dann doch mal bessere Zeiten, hat man sich derzeit schnell einen Vorrat angefuttert und somit Reservefettpolster angelegt.

Wichtig wäre es nun aber, den Jo-Jo Effekt nach einer erfolgreichen Diät zu verhindern, da ansonsten ja jegliche Diät überhaupt keinen Zweck hätte. Wichtig zu wissen: Vor allem bei schnellen Diäten, in denen die Pfunde nur so purzeln sollen, ist hinterher mit dem Jo-Jo Effekt zu rechnen.

Daraus ergeben sich folgende Schlüsse für all diejenigen, die langfristig abnehmen bzw. ihr Fett am Bauch dauerhaft loswerden wollen:

- *Lieber langsam abnehmen als mit einer Hauruck Diät.*
  Versprechungen à la 15 Kilo in 4 Wochen gibt es wie Sand
  am Meer. Sie alle haben jedoch eines gemeinsam: sie mögen
  zwar kurzfristig zum Erfolg führen, niemals aber dauerhaft.
  Unangenehmer Nebeneffekt: Wer so viel in so kurzer Zeit
  abnimmt, hat hinterher Probleme mit schlaffer Haut.

- *Anstelle einer Diät ist eine dauerhafte Ernährungsumstellung, die über die Diät hinaus bestehen bleibt, am Erfolg versprechendsten.*
  Am ehesten wird man beim Abnehmen von Erfolg gekrönt,
  wenn man nicht nur für ein paar Wochen weniger isst, sondern wenn man seine Ernährung dauerhaft umstellt. Nur
  so kann langfristig erreicht werden, dass sich nicht im
  Handumdrehen die lästigen Pfunde wieder breit machen.
  Wer sich bewusst, kalorienarm und gesund ernährt, tut
  schließlich nicht nur seiner Figur etwas Gutes, sondern lebt
  auch gesünder. Gemäß dem Motto: Du bist, was du isst!

  Ernährungssünden wie Fastfood, viel Fett und Zucker
  sollten also von jetzt an dauerhaft der Vergangenheit angehören – es klingt hart, ist aber durchaus machbar. Und,
  ja, man hat dann trotzdem noch Freude am Leben – ganz
  sicher!

- *Das Abnehmen durch viel Bewegung und Sport unterstützen.*
  Ohne Sport und Bewegung ist Abnehmen zwar möglich,
  aber mit ist es wesentlich effektiver. Klar verliert der Körper an Gewicht, sobald man ihm weniger Nahrung zuführt.
  Dennoch geht ein vernünftiges Abnehmen und eine gute
  Figur immer Hand in Hand mit Bewegung. Bei körper-
  licher Betätigung baut sich Muskelmasse auf, diese wiederum verhindert, dass sich zu viel Fett einlagert.

Generell erhöht körperliche Betätigung das Wohlbefinden und ist zudem ausgesprochen wichtig für die Gesundheit.

Auch ausgesprochene Sportmuffel können für sich einen Weg finden. Es muss sich nämlich nicht immer gleich um Hochleistungssport handeln, denn jegliche Art von Bewegung ist gut. Zum Beispiel öfter mal das Auto stehen lassen und stattdessen zu Fuß gehen oder mit dem Rad fahren. Kleinvieh macht auch Mist!

- *Nie über lange Zeit zu wenig essen und vor allem auch nicht Mahlzeiten auslassen, so dass der Körper auf „Hungersnot" umstellt.*
Häufig wird auch der Fehler begangen, dass man während einer Diät insgesamt zu wenig isst - Auch das ist wiederum eher kontraproduktiv. Ansonsten nämlich bekommt der Körper das Signal „Hunger" vermittelt und genau dann wiederum tritt der Jo-Jo Effekt ein: Sobald es wieder Essbares gibt, wird restlos alles verwertet.

Bewegung ist wichtig!

Grundsätzlich ist Abnehmen immer deutlich einfacher zu bewerkstelligen, wenn man dabei nicht nur weniger isst bzw. die Ernährung umstellt, sondern dazu begleitend auch Sport treibt. Grundsätzlich wäre zwar auch eine Abnahme ganz ohne Sport möglich, es ist aber besser, sinnvoller und effektiver, wenn man sich dazu auch bewegt. Schließlich ist Sport nicht nur gut für die Figur, sondern auch für das Allgemeinbefinden und die Gesundheit.

Viele Menschen setzen überhaupt erst Fett an, weil sie sich zum einen falsch ernähren, zum anderen aber auch zu wenig bewegen. Im heutigen Zeitalter, wo viele Jobs vor dem PC ausschließlich sitzend ausgeübt werden, ist das ja auch kein Wunder.

Leider fehlt aber auch vielen Menschen schlichtweg die Zeit, um mehrmals wöchentlich ins Fitnessstudio zu gehen oder um regelmäßig im Sportverein am Training teilzunehmen. Aber auch hier kann man sicher einen Kompromiss finden. Im Übrigen muss es sich bei der Bewegung gar nicht zwingend um Sport oder gar Leistungssport handeln – Bewegung an sich ist wichtig.

Und wenn es nur der sonntägliche Spaziergang ist – besser als auf der Couch zu versauern. Wer wirklich ein ausgesprochener Sportmuffel ist, kann versuchen, immer mal der von Auto aufs Fahrrad umzusteigen oder alternativ ganz zu Fuß zu gehen. Auch Treppensteigen statt Aufzug fahren sollte künftig an der Tagesordnung sein. Ansonsten gilt: probieren geht über Studieren. Nur weil einem vielleicht Tennis, Fußball und Kraftsport nicht liegen, heißt das noch lange nicht, dass man generell unsportlich ist. Es gibt so viele Sportarten – auch ausgefallene – so dass es sich lohnt, ein bisschen herumzuprobieren.

Tanzen, Aerobic, Squash, dazu kommen die vielen neuen Fitness-Trends wie Zumba, Bokwa, Spinning oder auch sanftere Richtungen wie Yoga, Pilates und wie sie alle heißen. Alle haben sie gemein, dass man sich dabei bewegen muss und somit etwas für seinen Körper tut. Gemeinsam Sport treiben macht natürlich gleich doppelt so viel Spaß - vielleicht findet sich ja im Freundeskreis ein Gleichgesinnter? In dem Fall könnte auch ein Sportverein die richtige Wahl sein. Am Wochenende einfach mal aufs Fahrrad setzen oder eine Runde joggen oder walken - all dies bringt einem das Ziel flacher Bauch nach und nach ein kleines Stückchen näher.

Ideal wäre es übrigens, eine Kombination aus Kraft- und Ausdauersport zu machen. Denn beide Sportarten tragen auf ihre Art und Weise dazu bei, dass der Körper fit und trainiert wird.

Neben dem Ausdauersport ist es besonders angeraten, spezielle Übungen zur Kräftigung der Bauchmuskeln zu machen – damit wird die Chance, den Waschbärbauch durch einen Waschbrettbauch zu ersetzen, gleich deutlich höher.

Das würde im Klartext heißen: dreimal die Woche Ausdauersport oder Bewegung wie Laufen, Radfahren, möglichst eine halbe Stunde und zusätzlich dreimal die Woche 20 Minuten Muskeltraining.

Aber auch das kann individuell gehandhabt werden – Hauptsache, Bewegung!

Der Stress spielt ebenfalls eine Rolle

Man hat herausgefunden, dass sogar Stress beim Abnehmen eine wichtige Rolle spielt. Leider haben es Menschen, die häufig gestresst sind deutlich schwerer, wenn sie Pfunde verlieren wollen.

Das hat gleich mehrere Gründe: Menschen, die ständig im Stress sind, haben häufig regelrechte Heißhungerattacken auf Süßigkeiten. Dass das beim Abnehmen kontraproduktiv ist, brauch an dieser Stelle nicht erwähnt zu werden. Außerdem essen gestresste Menschen öfter ungesund als weniger gestresste Menschen. Wenn man keine Zeit zum Essen und schon gleich gar nicht zum Kochen hat, hat dies leider allzu oft zur Folge, dass man häufig zu Fertigprodukten und Fastfood greift. Oder dass man einfach mal so im Stehen oder im Vorbeigehen etwas isst - ob gesund oder nicht, spielt hierbei keine Rolle. Außerdem wird oft unregelmäßig gegessen und viel zwischendurch gefuttert. All das steht einem dauerhaften und effektiven Abnehmen natürlich im Weg.

Im Übrigen ist das „Zwischendurch-Futtern „eine ganz normale Reaktion, da Schokolade (Kohlenhydrate in Form von Zucker) den Insulinspiegel in die Höhe schraubt und dieser den Cortisolspiegel, also den Stress-Level senkt. Leider ist das aber nur von kurzer Dauer, da der Blutzuckerspiegel nach Süßigkeiten genauso schnell wieder sinkt, wie er gestiegen ist. Und schwupps, schon ist er zurück, der Hunger auf süßes.

Weiteres Problem: Wird zu viel Ungesundes gegessen, schüttet der Körper das Hormon Cortisol aus. Dieses wiederum betäubt die Rezeptoren und diese wiederum reagieren dann leider resistent auf Hormone. Zur Folge hat dies häufig einen hohen Insulinspiegel bzw. eine Insulinresistenz. Selbst wenn dann eine Diät gemacht wird, schafft es der Körper nicht, das Fett abzubauen, da dieses einfach „festgehalten" wird.

Außerdem begünstigt zu viel Cortisol Entzündungen und auch damit wird wieder indirekt der effektive Fettabbau verhindert. Entzündungen führen leider wieder zu mehr Stress – in gewisser Weise also ein Teufelskreis.

Und last but not least ist Cortisol auch noch dafür verantwortlich, dass das Gleichgewicht zwischen den beiden Sättigungshormonen Ghrelin und Leptin nicht mehr besteht. Leider erhöht nämlich Cortisol das Hormon Ghrelin, was dem Körper Hunger signalisiert, selbst dann, wenn er eigentlich schon satt ist.

Insofern bleibt eigentlich nur eines übrig wenn man sehr gestresst ist, aber dennoch das Bauchfett loswerden möchte: Die Spirale muss durchbrochen und der Stress-Level reduziert werden.

Möglich ist dies zum Beispiel durch Ausüben von autogenem Training oder Yoga und natürlich generell dadurch, dass man versucht, den Tagesablauf so zu gestalten, dass man immer auch ein paar Minuten zum Innehalten hat. Stress hindert schließlich nicht nur am Abnehmen, sondern ist auch ungesund!

Spezielle Übungen für die Bauchmuskeln

Neben der regelmäßigen Bewegung bzw. dem Sport sind auch gezielte Übungen für die Bauchmuskulatur sinnvoll. Denn natürlich hilft ein gezieltes Training dabei, die Bauchmuskeln zu stärken und den Sixpack zu trainieren. Nur mit dem richtigen Bauchmuskeltraining wird gewährleistet, dass sich nicht mehr so viel Fett am Bauch ansammelt, das Sixpack bildet und die Bauchdecke zugleich straff bleibt statt schlaff.

Um den Bauch gezielt zu trainieren, sind zum Beispiel Crunches der Klassiker schlechthin. Diese Crunches kann man sowohl nach vorne als auch seitlich ausführen. Dann werden nämlich nicht die geraden, sondern die schrägen Bauchmuskeln trainiert. Es gibt aber auch noch jede Menge andere, effektive Übungen, die die Muckis stärken. Zum Beispiel, indem man sich einfach vorstellt, man würde auf einem Stuhl sitzen mit aufrechtem Rücken und sich so – ohne Stuhl, versteht sich - gegen eine Wand lehnt. Die Unter- und Oberschenkel bilden dabei einen rechten Winkel. In dieser Position verharren, so lange es möglich ist – das stärkt die Bauchmuskeln enorm.

Viele Übungen zielen zwar direkt auf andere Muskelpartien ab, beeinflussen aber dennoch die Bauchmuskeln ebenfalls positiv. Man muss nicht gleich ins Fitnessstudio gehen, um solche Übungen zu machen. Zuhause auf einer Matte funktioniert das genauso gut.

Es gibt übrigens auch prima Fitnessgeräte, die nicht teuer sind und beim Bauchmuskeltraining hilfreich sein können – zum Beispiel das Flexiband, Hanteln (an den Fußgelenken befestigen und in Rückenlage jeden Fuß abwechselnd langsam anheben und absenken) oder den Bauch-Ab-Roller, mit dem man relativ schnell erstaunliche Ergebnisse erzielen kann.

Prima wäre es natürlich, wenn diese Übungen täglich ausgeführt werden würden, notfalls ist es aber auch ausreichend, sie 3-mal die Woche konsequent auszuüben. Nach einiger Zeit werden sich sicherlich die ersten Erfolge einstellen.

Allerdings darf dabei nie vergessen werden, das Bauchmuskeltraining immer nur die halbe Miete ist. Es hilft zwar dabei, die Muskeln aufzubauen, aber eben nicht dabei, das Fett zu verlieren. Dies ist einzig und alleine mit einer Diät bzw. einer Umstellung der Essgewohnheiten möglich.

Ein paar wichtige Tipps

Neben den bisher genannten Regeln, die ab jetzt gelten, gibt es natürlich auch noch eine ganze Menge an Tipps, die man beherzigen sollte, um es mit dem Abnehmen etwas einfacher zu haben. Generell gilt: lieber mehrere Male über den Tag verteilt essen, als nur wenige Male und dann große Mengen. Sobald sich ein Sättigungsgefühl einstellt, mit dem Essen aufhören! Nicht noch die Reste aufessen, damit der Teller leer ist. Die Reste können auch für später oder den darauf folgenden Tag aufgehoben werden.

Ein Ernährungstagebuch kann übrigens Aufschluss darüber geben, wo das Problem konkret liegt. Denn was man mitunter den ganzen Tag über so alles ist nicht hineinfuttert, ist einem meistens gar nicht wirklich bewusst. Wenn man mal anfängt, Buch darüber zu führen (und zwar über alles, auch jeden noch so kleinen Snack) erkennt man schnell ein Muster. Liegt es eher an den Zwischen- oder eher an den Hauptmahlzeiten? Wo könnte man etwas ändern? Ist es eher die Menge, die kalorientechnisch zu Buche schlägt oder eher die Art des Essens? Muss es zur Tasse Kaffee am Nachmittag wirklich immer ein Stück Kuchen oder eine andere Süßigkeit sein? In dem Fall wäre ein Ändern der Liebgewonnenen Gewohnheiten erforderlich.

Wer viel und häufig unterwegs ist, sollte versuchen, von Fastfood loszukommen und sich im Zweifelsfall lieber ein gesundes und kalorienarmes Essen von zuhause mitzubringen. Auf diese Art kann schon viel an Kalorien eingespart werden.
Und, last but not least: Auch die eine oder andere Ausnahme darf mal sein – denn sonst ist das Durchhalten wirklich schwierig. Allerdings sollte die Menge rationiert werden. Wenn man sich zwischendrin mal eine Reihe Schokolade gönnt, ist das absolut in Ordnung. Eine ganze Tafel allerdings nicht mehr.

Noch ein kleiner Tipp: alle Süßigkeiten- und Knabberbestände aus der Wohnung verbannen! Wenn nichts Ungesundes da ist, kommt man auch weniger in Versuchung! Stattdessen immer Nüsse oder zuckerfreie Müsliriegel bzw. genügend Obst und Gemüse bereithalten.

Welche Fallen gibt es?

Diätfallen gibt es leider mehr als genug. Wenn man einmal bewusst damit anfängt, darauf zu achten, in welchem Nahrungsmittel eigentlich was drinsteckt, wird man schnell feststellen, dass sich beispielsweise Zucker in Lebensmitteln befindet, bei denen man nicht mal im Traum daran gedacht hätte. Okay, das sich in Ketchup haufenweise Zucker versteckt, dürfte sich mittlerweile herumgesprochen haben. Aber warum, um Himmels Willen, gibt es auch so viele Chips-Sorten, in denen Zucker auf der Zutatenliste steht? Warum werden Fruchtsäfte noch zusätzlich mit Zucker gesüßt? Wozu benötigt Rotkohl im Glas eigentlich solche Mengen an Zucker?

Wichtig ist also, dass man sich darüber klar wird, wo überall Fett- und Zuckerfallen lauern. Viele Dinge gibt es nämlich durchaus auch in der Variante ohne Zucker und sie schmecken deswegen nicht weniger gut.

Selbiges gilt aber auch für Fett. Abnehmen am Bauch bedeutet natürlich auch, darauf zu achten, wie viel Fett man zu sich nimmt. Je weniger, desto besser! Also kann man gewisse „Fett-Fallen" durchaus vermeiden, wenn man die kennt. Ein Salat ist eine gesunde und kalorienarme Mahlzeit? Von Wegen. Das gilt nämlich nur dann, wenn die Soße kalorienarm ist und nicht etwa mit Sahne oder Mayonnaise angerührt wurde. Auch Nudelsoßen sind oft sehr fetthaltig. In dem

Fall ist die gute, alte Tomatensoße am besten. Sie kommt nämlich im Zweifelsfall ganz ohne Fett aus.

Gerade Fertiggerichte oder Kantinenessen enthalten oftmals Fett und Zucker, wo es eigentlich gar nicht sein müsste. Ganz klar: selber kochen ist hier die beste Alternative, denn dann weiß man immer, was eigentlich drin steckt im Essen.

Außerdem sollte man sich grundsätzlich angewöhnen, das Etikett auf dem jeweiligen Produkt vor dem Kauf zu studieren, um sich ein Bild davon zu machen, wie viel Fett und wie viel Zucker konkret darin stecken.

Ganz normale Kuhsahne kann man übrigens prima mit pflanzlicher Hafersahne ersetzen. Die schmeckt nämlich genauso gut und enthält deutlich weniger Fett.

Die Motivation

Ganz wichtig bei einem solchen Vorhaben wie Gewichtsabnahme oder Fettreduktion ist vor allem eins: die Motivation. Nur wenn die Motivation hoch genug ist, besteht auch eine reelle Chance, dieses Vorhaben mit Erfolg durchzuführen.

Also: Bevor man nur halbherzig eine Diät beginnt, sollte man sich klar machen, aus welchen Gründen man dies tun will, was man sich davon erwartet und was einen konkret am bisherigen Zustand stört.

Es kann durchaus sein, dass eine Liste dabei behilflich ist. Die Argumente, die für die Diät und vor allem für einen flachen Bauch sprechen, werden schriftlich festgehalten und so positioniert, dass man sie immer im Blickfeld hat. Denn wenn erst mal die Versuchung lockt, ist so ein Vorhaben mitsamt den noch so triftigen Gründen leider schnell wieder aus dem Bewusstsein verschwunden. Dabei sind die ganz persönlichen Gründe sicherlich die wichtigsten.

Auf die Frage: Warum genau will ich mein Fett am Bauch loswerden? Gibt es mehrere Antworten, z. B.

1. *weil ich mich schäme, wenn der Bauch über die Hose hängt*
2. *weil ich mich unwohl damit fühle*
3. *weil der Arzt gesagt hat, dass es kritisch wird... etc.*

Was erwarte ich davon, wenn der Bauch verschwunden ist?

1. *Ein größeres Selbstbewusstsein*
2. *Bessere Fitness*
3. *Ein besseres Körpergefühl*
4. *Langfristig mehr Gesundheit... etc.*

Also: Je größer die Motivation, desto höher ist auch die Chance, dass das Vorhaben von Erfolg gekrönt wird. Manchmal ist es auch ganz hilfreich, die Menschen, mit denen man zu tun hat, also Freunde, Kollegen und Familienangehörige, einzuweihen. Denn nur dann kann man auch auf Rücksicht hoffen, wenn mal wieder das nächste Kuchenessen oder die nächste Feierlichkeit ansteht. Je selbstbewusster man dabei auftritt, desto mehr wird man bei diesem Vorhaben auch unterstützt und akzeptiert werden!

Versuchungen, wo man nur hinschaut

Verlockungen gibt es leider immer wieder, gerade im Zusammenleben mit anderen Menschen. „Ach komm, dass eine Stückchen Kuchen, das ist doch nicht so schlimm" „Einmal kannst du doch wohl eine Ausnahme machen, wenn ich Geburtstag habe" „Komm, iss mir zuliebe ein Stückchen mit" und so weiter.

Das Dumme an der ganzen Sache ist, dass wohl 80% der Menschen um uns herum genauso essen, wie man es eigentlich vermeiden sollte. Fastfood, fettiges, Zucker, Fertigprodukte stehen leider auf der Beliebtheitsskala ganz oben, sollten aber, wenn man dauerhaft an Gewicht verlieren will, von jetzt an tabu sein. Und natürlich ist es immer schwer, dies durchzusetzen, wenn die Menschen, mit denen man sich umgibt, wie vorher weitermachen und man selbst – neuerdings - auf einmal auf seine Ernährung achtet. Leider ist dann die Akzeptanz der Mitmenschen bei so einem doch eher auf den ersten Blick ungewohnten Unterfangen nicht immer sehr hoch. Wenn man aber erst mal erkannt hat, wo die Vorteile einer gesamten Ernährungsumstellung liegen, kann man dieses Vorhaben auch selbstbewusst und konsequent umsetzen.

Ansonsten gibt es aber auch oft die Möglichkeit für einen Kompromiss. Wenn man während der Diät auf ein gesellschaftliches Ereignis muss oder aber der Besuch bei Freunden ansteht, könnte man sich z. B. beim Trinken ausschließlich an Mineralwasser halten und beim Essen auf Salate zurückgreifen – aber bitte nicht die Nudel- oder Kartoffelsalat-Variante mit viel Mayonnaise! Mit der Zeit bekommt man recht schnell ins Gefühl, was ess-technisch „erlaubt" und was beim Abnehmen eher kontraproduktiv ist.

Wer jedoch große Probleme hat, hier standhaft zu belieben, sollte in Erwägung ziehen, derlei Events gleich von vornherein zu vermeiden, um gar nicht erst in Versuchung zu kommen. Zumindest so lange, bis die Diät beendet ist.

Tipps gegen Heißhunger

Leider ist man gerade bei einer Diät vor Heißhungerattacken niemals gefeit. Und was nützt einem schon die beste Diät, wenn man dann in einem Anflug von Gelüsten auf Süßes, eine ganze Tüte Gummibärchen, eine Tafel Schokolade oder aber eine Tüte Chips in sich hineinstopft? Nichts. Daher nachfolgend ein paar wichtige Tipps, was man gegen Heißhungerattacken machen kann.

Sich satt essen
Auch bei einer Diät sollte man nach der Mahlzeit nicht unter Hungergefühl leiden. Wer nicht satt ist, ist anfälliger für Heißhungerattacken – eigentlich logisch.

Regelmäßig essen
■ Wer darauf achtet, morgens, mittags und abends immer möglichst zur gleichen Zeit ausreichend zu essen, ist vor den schlimmsten Heißhungerattacken gefeit, da dann der Magen immer einen gewissen Sättigungsgrad aufweist und somit Heißhunger eben auch weniger entsteht.

■

Viel trinken
Das A und O - und nicht nur während einer Diät - ist das ausreichende Trinken. Denn Trinken sorgt ebenfalls für ein gewisses Sättigungsgefühl. Beim schlimmsten Hunger kann man nämlich durchaus auch mal zu einem Glas Wasser greifen – vorübergehend hilft auch das.

■ *Das richtige Essen*
Wie bereits in einem anderen Kapitel erläutert, ist es wichtig, was wir essen. Denn leider sind leere Kohlenhydrate nicht ideal, um ein lang anhaltendes Sättigungsgefühl zu erzeugen. Im Gegenteil. Mit Weißmehrprodukten und Co. fühlt man sich kurz gesättigt, leider hält das aber nicht lange an – ganz im Gegensatz zu vollwertigen Lebensmitteln.

■ *Durchhalten und sich Zeit geben!*
Keine Sorge - es erscheint zwar am Anfang fast unmöglich – aber es geht. Allerdings ist eine Ernährungsumstellung und auch eine Diät keine Sache, die man von heute auf morgen durchziehen kann. Gut Ding will Weile haben!

■ *Naschen ist erlaubt – die Frage ist nur wa*s?
Wenn sich der Heißhunger mal wieder meldet, sollte der Griff zur Schokolade tabu sein. Es gibt allerdings durchaus Snacks, die auch bei einer Diät erlaubt sind. Anstelle von Chips oder Vollmischschokolade sind eine Handvoll Nüsse, Obst, ein paar Trockenfrüchte (Studentenfutter) oder ein Energieriegel ohne Zucker. Auch ein Smoothie ist erlaubt. Wenn sich im Smoothie nämlich Bananen oder Datteln bzw. anderes süßes Obst befinden, stillt auch der auf gesunde Weise den Hunger auf Süßigkeiten.

Die Waage zeigt einfach nicht weniger an – warum?

Es ist einfach gemein: Die Diät läuft schon seit ein paar Wochen, dennoch will die Waage einfach nicht weniger Gewicht anzeigen. Woran liegt das nur? Wer Diät hält, erwartet logischerweise auch, dass sich dies irgendwann mal auf der Waage bemerkbar macht. Das ist aber leider nicht immer der Fall. Es könnte nämlich zum Beispiel sein, dass zwar Fett ab-, auf anderer Seite aber Muskeln aufgebaut wurden. Und dann bleibt das Ergebnis, was die Kilos anbetrifft, unterm Strich dasselbe.

Außerdem ist unser Körpergewicht immer eine Summe an Einzelteilen und zeigt nicht nur an, wie viel Fett sich gerade auf den Rippen befindet. Das Gewicht beinhaltet neben dem Fett schließlich auch die Knochen (die aber niemals für zu viel Gewicht auf der Waage verantwortlich sind!), den Wasseranteil (der von Tag zu Tag deutlich schwanken kann) und die Muskeln.

Viel wichtiger als der Blick auf die Waage ist das Körpergefühl und das Spiegelbild. Wenn die Hosen anfangen, zu weit zu werden, ist das schließlich das beste Zeichen dafür, dass sich etwas tut.

Klar gehört auch der Gang auf die Waage zu einer Diät, aber besser als das Gewicht täglich zu prüfen, ist ein einmaliges Wiegen pro Woche. Dabei sollte die Tendenz nach unten stimmen.

Und auch wenn es langsamer geht als gedacht: bitte trotzdem Geduld bewahren! Dauerhaftes Abnehmen sollte niemals in einer Hauruck-Aktion geschehen. So lange das Gewicht nicht wieder nach oben geht, ist alles in Ordnung. Und es kann eben auch durchaus mal vorkommen, dass es stagniert.

Eine möglicherweise sogar bessere Methode, um Erfolge zu „messen", ist nicht die Waage, sondern ein Maßband. Daran lässt es sich nämlich am einfachsten erkennen, ob es langsam, aber sicher weniger wird.

Schlusswort

Abnehmen am Bauch ist also zugegebenermaßen kein ganz einfaches Unterfangen. Aber nur Mut! Es geht! Wer sich an die hier gegebenen Tipps hält, wer es sich wirklich fest vorgenommen hat und einigermaßen streng mit sich selbst ist, der hat gute Aussichten darauf, den Speck am Bauch auch wirklich dauerhaft loszuwerden. Immerhin haben dies auch schon etliche andere Menschen geschafft. Ganz unmöglich ist es also wahrlich nicht.

Auch wenn sich die hier gegeben Tipps fürs Erste schwer umsetzbar anhören – vor allem der Aspekt mit der Ernährung ist wichtig und für viele Menschen sicherlich eine große Blockade, das Vorhaben auch wirklich in die Tat umzusetzen – hier gilt auf jeden Fall: aller Anfang ist schwer!

Eine Umstellung der Ernährung gelingt niemals von heute auf morgen. So etwas braucht Zeit und Geduld. Und natürlich ist auch der ein oder andere Rückschlag vorprogrammiert.

Wenn man sich aber mal vor Augen führt und dann auch wirklich verstanden hat, was falsche Ernährung durch viel Zucker und Fett unserem Körper an Schaden zuführt, dann kann es doch eigentlich gar nicht so schwer sein, damit aufzuhören, oder?

Heute ist es der unvorteilhafte Bauch, über den man sich ärgert und morgen oder übermorgen wartet dann der Herzinfarkt? Das muss nun wirklich nicht sein.

Gesundes, bewusstes Essen führt dauerhaft zu mehr Vitalität, zu mehr Lebensfreude, zu Gesundheit und last but not least zu einer tollen Figur und einem guten Körperbewusstsein.

Wenn Ihnen dieses Buch gefallen hat, so würde ich mich freuen wenn Sie es bei Amazon positiv bewerten würden. Vielen Dank für Ihre Unterstützung!

Impressum

Abnehmen am Bauch

Wie Sie erfolgreich und gesund am Bauch abnehmen

von Tiago Weiland (Pseudonym)

© 2016 Tiago Weiland (Pseudonym)
Alle Rechte vorbehalten.

Autor: Athmane Guidoume Bouziani
Kontaktdaten:
Bachstr. 4
10555 Berlin
bug.gbr@gmx.de

www.ingramcontent.com/pod-product-compliance
Lightning Source LLC
Chambersburg PA
CBHW070844310526
45793CB00011B/532